# LETTRE

## SUR LES

# EAUX MINÉRALES

## DE

## SAINT-NECTAIRE

PAR

## M. Ant. VERNIÈRE

Docteur en médecine de la Faculté de Paris,
Ancien Médecin inspecteur des Eaux minérales et thermales de Saint-Nectaire,
Médecin de l'Hospice d'Issoire,
Inspecteur honoraire des Eaux du Mont-Dore.

PRIX : **1** FRANC.

## ISSOIRE

IMPRIMERIE DE FERDINAND CAFFARD, LIBRAIRE-ÉDITEUR, RUE DU PONT.

1877

# LETTRE

## SUR LES

# EAUX MINÉRALES

### DE

## SAINT-NECTAIRE

ISSOIRE. — IMP. DE FERD. CAFFARD.

# LETTRE

## SUR LES

# EAUX MINÉRALES

## DE

# SAINT-NECTAIRE

PAR

## M. Ant. VERNIÈRE

Docteur en médecine de la Faculté de Paris,
Ancien Médecin-inspecteur des Eaux minérales et thermales de Saint-Nectaire,
Médecin de l'Hospice d'Issoire,
Inspecteur honoraire des Eaux du Mont-Dore.

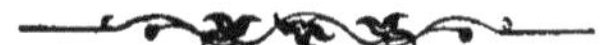

## ISSOIRE

IMPRIMERIE DE FERDINAND CAFFARD, LIBRAIRE-ÉDITEUR, RUE DU PONT.

**1877**

PROPRIÉTÉ.

# AVERTISSEMENT

Le travail que j'offre en ce moment au public avait été imprimé, pour la première fois, au mois de juillet 1852, avec le titre de *Première Lettre sur les Eaux minérales de Saint-Nectaire* ; il devait être continué, toujours sous forme de lettre, pour paraître successivement à des époques indéterminées. Celle qui est rééditée en ce moment était un résumé général de mes études sur les eaux minérales de Saint-Nectaire, en présentait l'ensemble et en donnait en même temps le sommaire et laconclusion.

Chacune de ses parties devait être reprise et traitée à part. Là, auraient été groupés tous les faits de même nature, pour y être comparés et discutés avec tous les développements nécessaires, de manière à en tirer toutes les conséquences qui m'auraient paru les plus légitimes.

Chaque lettre eut été une étude spéciale d'une des maladies qui sont plus particulièrement traitées à Saint-Nectaire.

Ce projet a été abandonné, par suite de ma nomination au titre de médecin-inspecteur des Eaux du Mont-Dore. Ce dernier poste, en m'imposant d'autres devoirs et de nouvelles études, m'éloignait de Saint-Nectaire et m'ôtait la possibilité d'y recueillir des faits et de soumettre les anciens à une nouvelle vérification. Je n'aurais guère songé à ressusciter ce petit livre que je croyais vieilli plus qu'il ne l'est, en effet, malgré la faveur qui l'avait accueilli à sa première apparition et bien qu'il eût été honoré d'une distinction académique, si je n'avais été vivement sollicité par plusieurs de mes confrères et un certain nombre de malades qui s'adressaient à moi pour en obtenir un exemplaire. Depuis longtemps, il n'en existait plus chez les libraires, j'avais le regret de ne pouvoir satisfaire à ces demandes : j'avais donné jusqu'au dernier.

La réimpression étant surtout désirée par le propriétaire des Bains, par les maîtres d'hôtel de Saint-Nectaire, qui se trouvaient dans l'impuissance de le procurer aux touristes et à ceux de leurs clients qui se montraient curieux de le connaître. Puisqu'on jugeait cette reproduction utile, n'ayant pas de raison · sérieuse pour résister à ce désir, je dus consentir. J'exigeais pourtant que cette réédition fût tout à fait conforme à la première publication, sans aucune attération du texte primitif, m'y réservant d'y ajouter quelques notes et même un complément quiserait placé à la suite, si je le juge nécessaire.

A la première apparition de cet ouvrage, un certain nombre d'idées s'y trouvaient consignées, qui étaient encore nouvelles ; plusieurs de ces idées ont été adoptées et sont passées dans la science. Cette reproduction étant conforme a la première publication, constatera la date de leur mise au jour et m'en assurera la propriété.

C'est là sans doute un mince intérêt d'amour-propre ; mais, enfin, il ne faut pas paraître emprunter aux autres ce qui nous appartient en propre. Je crois, en outre, avoir redressé quelques erreurs et quelques préjugés sur les Eaux minérales. Redresser une erreur, c'est presque l'équivalent d'une découverte, puisque c'est un retour à la vérité.

Rien n'est plus utile aux eaux minérales que la connaissance exacte de leurs véritables propriétés. Quelques brillantes et merveilleuses que soient les vertus dont on les suppose douées, si ces vertus ne sont pas réelles, l'erreur durera peu et amènera de fâcheux retours. Il ne peut, en effet, en résulter que des accidents et des déceptions qui ne tarderont pas à produire la défiance et la déconsidération ; bientôt suit la désertion de la clientèle.

Lorsque je suis arrivé à Saint-Nectaire, comme médecin-inspecteur des eaux, on n'avait alors aucune notion précise sur leurs véritables propriétés médicales. Là, se perpétuait une tradition vague, composée de plus d'erreurs que de vérités. Il y avait plus à nettoyer qu'à éclairer. Je faisais presque en arrivant sur cette terre inconnue et inexplorée, un véritable voyage de découvertes. Je sentis aussitôt la nécessité d'etudier avec le plus grand soin l'action des eaux dans toutes les maladies dont les traitements seraient soumisà ma direction. La composition chimique des eaux m'était suffisamment connue : l'analyse en avait été faite par des chimistes sérieux et très compétents. Je savais donc que j'avais à faire à des eaux chlorurées, bicarbonatées, sodiques, fortes, et, bien que la connaissance la plus exacte de la composition chimique d'une eau minérale ne soit pas toujours, il s'en faut de beaucoup, l'expression fidèle de propriétés médicinales, elle fournit pourtant des indications très utiles pour arriver à une connaissance plus complète des effets médicamenteux, en corrigeant par l'expérience ce qu'il peut y avoir d'erroné; dans ces premières présuppositions, je me suis donc toujours tenu pour cette étude dans une prudente réserve, bien résolu de n'avoir d'autre guide que l'expérience et de ne rien admettre qui n'eut consacré l'observation la plus attentive de tous mes malades. Mon attente ne fut pas déçue, et mes efforts se trouvèrent bientôt couronnés par le succès. Les propriétés médicinales des eaux de Saint-Nectaire offrent beaucoup de relief et se révélent bien vite à l'observateur : elles m'apparurent avec clarté; les inconnues se dégagèrent successivement; je fus bientôt orienté, et, dans peu de temps, je pus marcher d'un pas ferme et assuré, il me devint alors facile de reconnaître, parmi les propriétés de leur classe, celles qui appartiennent d'une manière plus spéciale aux Eaux de Saint-Nectaire et qui servent à les caractériser individuellement.

# LETTRE

SUR

## LES EAUX MINÉRALES

DE

SAINT-NECTAIRE.

Saint-Nectaire est un village peu populeux, situé entre le pays de montagne et la Limagne d'Auvergne, à dix lieues de Clermont-Ferrand, à sept d'Issoire et à six des bains du Mont-Dore.

Son sol, d'une nature granitique, est coupé par des ravinements profonds, de la manière la plus irrégulière; de vastes chapiteaux basaltiques couronnent les montagnes qui dominent le village des bains. Non loin de là, on observe de nombreuses coulées volcaniques de matière fangeuse, dans lesquelles se trouvent empâtées une multitude de substances très diverses. Plus près de l'origine des sources minérales, on remarque le Tartaret, volcan d'une date beaucoub plus récente; son cratère encore entr'ouvert, sa lave non altérée, qu'on peut suivre dans toute la continuité de sa course, la fraîcheur et la parfaite conservation de ses scories les plus friables, annoncent assez qu'il appartient aux

1

époques les moins reculées de l'ère volcanique en Auvergne.

Le vallon assez resserré où naissent les eaux de Saint-Nectaire, est arrosé par la petite rivière de Courançon, qui prend sa source sur les pentes orientales des monts Dore, coule de l'ouest à l'est, et après avoir parcouru la vallée des bains, va, à deux kilomètres au-dessous, se perde dans la rivière de Couze. C'est sur le penchant de ses deux rives, et souvent dans son lit, que sourdent les sources minérales, à travers les fentes du granit, entr'ouvert sans doute par les violents bouleversements dont ces contrées ont été agitées pendant les éruptions volcaniques. Leur présence est souvent annoncée par des masses de sédiments blanchâtres attachés aux flancs des coteaux. Les sources ne sont pas plus abondantes sur une rive que sur l'autre ; elles se montrent si nombreuses qu'il est difficile de faire un pas dans la vallée sans en rencontrer quelqu'une. C'est toujours une fissure ou une large fente du granit qui leur livre passage ; de là, elles s'échappent, en bouillonnant, souvent en un jet assez régulièrement intermittent. Si la source forme un bassin à sa sortie, les eaux et les gaz soulèvent la masse du liquide par un gros bouillonnement, dont le bruit périodique et monotone se fait entendre à une assez grande distance.

Les sources de Saint-Nectaire ne fournissent pas généralement une grande quantité d'eau à la fois : les plus considérables donnent à peine 50 litres à la minute, et trois seulement fournissent cette quantité (1). Les sources d'un moindre volume sont à l'infini, il serait tout à fait impossible de les compter.

Les eaux de Saint-Nectaire ont une origine commune ; l'identité de leur composition ne permet pas une supposition contraire ; la différence des températures est due uniquement à la division des sources; les plus chaudes sont aussi généralement les plus abondantes. Si, par des fouilles, on augmente le volume d'une source, on ne manque jamais d'''élever en même temps sa température. Ainsi, l'avenir des eaux de Saint-Nectaire est assurée ; quel que soit l'accroissement de leur clientèle, l'eau minérale ne fera jamais défaut. Et même, en ce moment, si on le jugeait utile, on pourrait, en pratiquant des fouilles sur les sources sans emploi, augmenter le volume et la chaleur de l'eau, et construire ensuite de vastes bassins de natation ; les éminentes propriétés toniques dont jouissent les eaux de Saint-Nectaire, les rendent très propres pour cet objet.

Au moment où les eaux de Saint-Nectaire sortent des rochers, elles sont parfaitement limpides, et dans le bassin même où elles sont reçues, elles conservent encore leur limpidité ; après sa sortie, l'eau ne tarde pas à se troubler, perd sa transparence, à une certaine distance, dépose un sédiment d'abord rougeâtre, ensuite blanc. Ce dépôt se compos de fer, de chaux et de matières organiques ; un peu plus loin,

(1) Depuis ce temps, la température des sources ont été élevée et leur volume plus que doublé.

les sels calcaires deviennent prédominants, et forment, lorsque rien ne vient les troubler, une masse de cristalisation offrant l'aspect de l'arragonite.

La saveur des eaux de Saint-Nectaire est d'abord acidule, ensuite alcaline, et un peu styptique.

La pesanteur spécifique de l'eau, au mont Cornador, a été trouvée, par M. Lecoq, de 1,001; celle des établissements du bas, de 1,005.

Les trois souces principales ont été analysées par MM. Berthier, Lecoq et Nivet; les analyses plus an. ciennes de MM. Boulay et Henry sont peu exactes.

*Eau un litre.*

| Température des sources au thermomètre centigrade. | 38,9 | 43,3 | 38,1 | 38,1 | 23.2 |
|---|---|---|---|---|---|
| | Source du mont Cornador. | Source chaude Boetle. | Source tempérée Boetle. | Source thermale Mandon. | Source tempérée Mandon. |
| | gr. | gr. | gr, | gr. | gr. |
| Acide carbonique libre. . . . . | 0, 9464 | 0, 8600 | 1, 0599 | 1, 5308 | 1. 2946 |
| Oxigène et azote. . . . . . . . | indét. | indét. | indét. | indét. | indét. |
| Chlorure de sodium. . . . . . . | 2, 1464 | 2, 7633 | 2, 7743 | 2, 4148 | 2, 4921 |
| Iodure de sodium. . . . . . . . | traces | traces | traces | traces | traces |
| Bicarbonate de soude. . , . . . | 2, 0001 | 1, 9511 | 1, 8564 | 2, 0881 | 1, 9776 |
| — de potasse. . . . . . | 0, 0646 | 0, 0471 | 0, 0450 | 0, 0407 | 0, 0471 |
| — de chaux. . . . . . . | 0, 6480 | 0, 6590 | 0, 6722 | 0, 7060 | 0, 6842 |
| — de magnésie . . . . | 0, 4384 | 0. 4681 | 0, 4930 | 0, 4815 | 0, 4745 |
| — de protoxyde de fer | 0, 0122 | 0, 0115 | 0, 0128 | 0, 0097 | 0, 0226 |
| Sulfate de soude. . . . . . . . | 0, 1309 | 0, 1609 | 0, 1639 | 0, 1781 | 0, 1401 |
| — de strontiane. . . . . . | 0, 0070 | 0, 0070 | 0. 0080 | 0. 0070 | 0, 0070 |
| Arséniate de soude . . . . . . . | traces | traces | traces | traces | traces |
| Phosphate de soude. . . . . . . | id. | id. | id. | id. | id. |
| Alumine. . . . . . . . . . . . . . | 0, 0171 | 0, 0230 | 0, 0214 | 0, 0205 | 0, 0196 |
| Silice. . . . , . . . . . . . . . . . | 0, 1044 | 0, 1128 | 0. 1009 | 0, 1036 | 0, 0884 |
| Matière organique bitumeuse. | traces | traces | traces | traces | traces |
| | 6. 5155 | 7, 0642 | 7, 2070 | 7. 5808 | 6, 2378 |

( LEFORT, 1859 ).

Nous avons remplacé ici les anciennes analyses vieillies, par celles de M. Lefort, d'une date beaucoup plus récentes.

Le gaz contenu dans les eaux de Saint-Nectaire sont en partie composés d'acide carbonique. Bien que la chimie ne signale, dans ces eaux, ni acide sulfhydrique, ni sulfure alcalin, l'existence de l'acide sulfhydrique n'en est pas moins incontestable. Sa présence saisit l'odorat aussitôt qu'on approche des sources ; une pièce d'argent, laissée dans le bac d'une source, ne tarde pas à noircir. J'ai vu un courant de gaz dégagé de la source principale du mont Cornador, et conduit, au moyen d'un tuyau en plomb, dans un trou en maçonnerie, déposer, après un certain temps, des cristaux de soufre qui formèrent une belle géode. Quelques-uns de ces cristaux, détachés et jetés sur des charbons ardents, produisirent une flamme bleue, avec dégagement d'acide sulfureux, dont l'odeur n'avait rien d'équivoque. Un sédiment calcaire, déposé dans le canal qui sert à vider les baignoires, fut détaché d'une planche sur laquelle il s'était formé depuis peu. Sa surface adhérente était recouverte d'une mince lame de soufre reconnaissable à son aspect, approchée d'une bougie enflammée elle brûla avec une flamme bleue et dégagement d'odeur sulfureuse. Le soufre trouvé sur la maçonnerie provenait des gaz, l'autre était produit sans doute par la décomposition d'un sulfure alcalin.

Tout fait présumer que toutes les substances contenues dans les eaux de Saint-Nectaire ne sont pas encore connues. Un examen plus récent a fait découvrir la présence de l'arsenic en quantité indéterminée.

Les eaux minérales de Saint-Nectaire, si richement dotées en substances d'une incontestable énergie, sont nécessairement excitantes, comme le sont tous les médicaments puissants. Est-ce bien dans cette propriété d'exciter que réside leur vertu médicamenteuse ? Le fer, le quinquina, le mercure excitent : c'est bien là leur effet immédiat, mais est-ce dans cette simple excitation au contact, avant qu'ils aient pénétré dans l'économie, que résident les grandes modifications qu'ils impriment à l'organisme ? Est-ce de là que dérivent leurs effets vraiment médicamenteux ? Évidemment non ; dans le plus grand nombre des cas, l'excitation est souvent un inconvénient qu'il faut subir, ou un obstacle qu'il faut tourner. Quoiqu'il en soit à peu près ainsi pour toutes les eaux minérales, il serait inexact de ne pas reconnaître qu'un traitement par l'excitation, manié par des mains habiles, ne puisse souvent rendre de signalés services et produire à lui seul des guérisons. Mais ce n'est pas de là que dérivent leurs vertus essentielles, fondamentales ; les eaux minérales possèdent en elles-mêmes une puissance curative intrinsèque qu'il ne nous est pas toujours donné d'expliquer. L'analyse chimique, si utile à tant d'égards, ne rend souvent qu'un compte imparfait de certains effets spéciaux qu'il est impossible de rapporter à l'action bien connue des substances qui entrent dans leur composition; elle ne dit pas pourquoi des eaux minérales qui produisent des effets thérapeutiques analogues, sont chimiquement placées à de grandes distances l'une de l'autre ; l'observation seule est habile à nous révéler les propriétés médicales des eaux minérales.

C'est donc au point de vue de l'observation que je vais aborder l'étude sommaire des eaux minérales de Saint-Nectaire. Je proteste ici que je n'ai rien consigné dans ce travail qui ne soit le résultat d'une observation attentive et souvent vérifiée.

Les eaux de Saint-Nectaire, prises en boisson par des sujets dont les organes de la digestion sont en bon état, à la dose de deux ou trois verres, augmentent sensiblement l'appétit et activent la digestion, si elles sont prises peu de temps après le repas ; elles donnent lieu à un peu de soif; continuées pendant quelques jours, elles produisent la constipation. A des doses plus considérables, huit ou dix verres par jour, elles déterminent un sentiment de pesanteur à l'estomac, sèchent la bouche, altèrent l'appetit et le détruisent, et, après un usage plus prolongé, amènent la diarrhée, Quelques malades robustes persévèrent nonobstant ces symptômes, la tolérance s'établit, la diarrhée tarit, les forces affaissées pendant le trouble gastro-intestinal renaissent comme devant, et l'appétit lui-même ne fait pas défaut.

Ces eaux sont particulièrement employées dans

les affections de l'estomac et des intestins où domine l'atonie, lorsque les digestions languissent, ou sont entravées par des liquides altérés ou sécrétés en trop grande abondance. Elles conviennent surtout, si la langue est restée humide, si la pression sur l'épigastre ne produit pas de douleurs, et quand l'appétit n'est pas absolument éteint, en un mot, dans toutes les formes de gastropathies, si l'estomac n'est pas trop irritable et se montre disposé à supporter l'alimentation dans une certaine mesure. Mais leur efficacité est surtout remarquable dans les affections de l'estomac sévissant par crises irrégulièrement périodiques, et qui, dans l'intervalle, laissent subsister un état voisin de la santé; celles, en un mot, qui affectent plus particulièrement la forme de la névralgie de l'estomac. On les trouve également utiles dans les hépatalgies, les entéralgies; dans les engorgements du foie et de la rate, et surtout dans coux qni succèdent aux fièvres intermittentes qui ont duré longtemps. Il est très rare que les vieilles fièvres, rebelles à l'actiondu quinquina, ne cèdent pas à l'usage des eaux de Saint-Nectaire, prises en boisson.

Elles réussissent très bien dans les cardialgies et dans les entéralgies produites par une suracidité des sécrétions de l'estomac. L'apaisement immédiat qui succéde à l'ingestion de quelques verres d'eau, peut sans doute être attribué à l'effet des alcalis [contenus dans l'eau minérale sur les acides de l'estomac; mais la cessation des douleurs, longtemps après que les malades ont quitté les lieux, ne saurait être l'œuvre d'une action chimique qui ne s'exerce plus; il faut donc en chercher la cause dans la modification médicatrice qui a restitué aux humeurs de l'estomac leur qualités normales. Les bons effets que produisent les eaux de Saint-Nectaire, dans les affections de l'estomac, on les observe également dans celle des intestins.

Toutes les affections catarrhales sont avantageusement modifiées par la boisson des eaux de Saint-Nectaire, sous la condition expresse, cependaut, que les maladies soient dépouillées d'acuité, et que le caractère d'atonie se montre d'autant plus marqué qu'elles siégent sur un organe plus irritable et d'une texture plus délicate.

C'est surtout administrés en bains, que les eaux de Saint-Nectaire manifestent les propriétés les plus remarquables, et dépouillent la plupart de leurs inconvénients ; pas un seul des effets salutaires produit par les eaux en boisson, qu'on ne puisse aussi obtenir des bains (1).

(1) Tout fait présumer que l'eau minérale qui pénètre l'organisme par les voies de la digestion n'y arrive pas dans les mêmes conditions que celles qui a été introduite par l'absorption cutanée. Dans l'estomac, l'eau minérale est mise en contact, avec des humeurs assez acides pour décomposer en partie les carbonates qui s'y trouvent en proportion si notable. La dissolution saline bue, n'est donc plus exactement celle qui sera introduite dans la circulation. Ce changement implique nécessairement une modification correspondante dans ses propriétés ; de plus, l'élimination en est rapide, bon nombre de physiologistes ont pensé que les liquides absorbés par l'estomac étaient liminés par des voies inconnues, qu'on supposait établir une communication directe entre ce viscère et les organes de la sécrétion urinaire. Tout récemment encore ur. expérimentateur illustre, M. Cl. Bernard, en niant l'existence de toute communication directe entre la vessie

Ces eaux, on a pu le voir par les tableaux qui précèdent, naissent avec une température très favorable. Leur chaleur naturelle est en harmonie parfaite avec leur composition ; elle est exactement celle où il est le plus utile de les administrer, soit en bains, soit en douches. Les sources les plus tempérées sont employées pour les bains, les plus chaudes sant réservées pour les douches. Si la température native de la source est encore trop élevée pour certains malades, elle est abaissée par le mélange avec des eaux minérales fraîches, qui naissent dans le voisinage des établissements thermaux.

C'est un avantage considérable pour les eaux de Saint-Nectaire, qu'il soit possible de les administrer à leur température native, au moment même où elles

et l'estomac, a pensé que ces mêmes liquides absorbés par le système de la veine porte, étaient portés à travers le foie vers la veine cave qui, par suite d'ume contraction analogue à celle du cœur, les refoulait vers les reins, là ils étaient en grande partie chassés avec l'urine avant d'être mêlés au sang de la circulation générale.

Quoi qu'il en soit de la réalité de ces diverses hypothèses, elles servent du moins, en cherchant à l'expliquer, à constater la prompte élimination par les voies urinaires des liquides ingérés dans l'estomac.

Rien de pareil ne saurait avoir lieu pour les liquides introduits par la peau. Aucune sécrétion de cette membrane ne peut altérer le liquide ambiant, si ce n'est l'humeur de la transpiration ; mais celle-ci se trouve en quantité si minime, qu'elle est aussitôt saturée, et bientôt perdue dans sa masse. Ici donc, rien de capable de produire une altération sensible du liquide à absorber. Celui-ci, après avoir imbibé les tissus de la peau, est immédiatement absorbé et mêlé au sang de la circulation générale, et, par son intermédiaire, répandu dans tout l'organisme. L'élimination immédiate ne saurait avoir lieu que pour la portion du sang distribuée aux reins. Reste donc à apprécier la quantité d'eau absorbée pendant un bain ordinaire. Les opinions ont beaucoup varié sur ce point : les uns l'ont nié, quelques autres l'ont portée à plusieurs livres ; mais l'absorption de l'eau restât-elle douteuse, l'absorption des sels qu'elle tient en dissolution ne saurait faire l'objet d'un doute, et c'est là ce qui importe. Dans celà comment comprendro la remarquable efficacité des bains, qui se montre, par ses effets, si sublime à celle de l'eau prise en boisson.

s'échappent du rocher, avant qu'elles aient pu déposer les principes les moins stables qui entrent dans leur composition. Une longue stagnation ne manquerait pas de leur faire perdre la presque totalité des sels de fer et de chaux qu'elles contiennent. Bien que ces deux substances commencent déjà a se déposer dans la baignoire, elles y restent pourtant en assez forte proportion pour produire encore un effet médicamenteux. Du reste, cette perte légère est bien compensée par l'eau qu'on fait couler continuellement, dans l'intention de maintenir l'égalité de température du bain.

Si l'on veut avoir une idée exacte de l'action propre de l'eau minérale employée en bains, il est indispensable de faire disparaître les modifications produites sur l'impressionabilité du sujet par l'abaissement ou l'élévation de sa température.

J'appelle bain tempéré, celui qui ne donne aucune sensation de chaleur ou de froid, après quelques minutes d'immersion, lorsqu'il y a équilibre parfait entre la chaleur de l'eau et celle de la peau. Le bain qui offre essentiellement cette condition est à 34° cent., quelquefois au-dessus, plus souvent un peu au-dessous. Après un plus long séjour dans l'eau, les choses changent sensiblement : les malades faibles, lymphatiques, dont la peau est peu animée, sentent le besoin de réchauffer leur bain ; les sujets jeunes, énergiques, sanguins, dont la peau est vivement colorée, éprouvent le désir de le rafraîchir. Aussi, pour que le bain reste tempéré, c'est-à-dire non senti, il doit être réchauffé, en marchant vers la fin, pour les sujets faibles, raffraîchi pour les sujets forts et sanguins.

J'entre dans ces détails, afin de mieux faire comprendre l'action de l'eau minérale prise isolément, abstraction faite de celle de la chaleur, qui en modifie singulièrement les effets.

En général, lorsqu'on se plonge dans un bain tempéré d'eau minérale de Saint-Nectaire, on éprouve l'impression d'un liquide onctueux, doux et en même temps réconfortant, et on n'en éprouve pas d'autre pendant tout le temps que dure le bain.

Il n'en est pas toujours ainsi : quelques personnes, peu de temps après l'immersion dans l'eau, sentent un resserrement assez incommode, d'ordinaire vers l'épigastre, quelquefois vers la poitrine, plus rarement aux régions inférieures de l'abdomen. Cette impression, légère dans quelques cas, dure peu, et se dissipe après les premiers bains; dans d'autres circonstances, elle est assez pénible pour gêner la respiration et pour forcer les malades à sortir de l'eau. Elle se fait plus particuliérement sentir sur les sujets irritables et nerveux; du reste, c'est un accident sans importance, et qui ne trouble en rien la marche du traitement.

Après la sortie d'un bain d'eau minérale, on n'éprouve pas ce sentiment de faiblesse et de relâchement que laisse après lui le bain d'eau commune; au contraire, on se sent réellement plus fort, il semble que les chairs aient acquis plus de vigueur et plus de consistance.

Les sujets sains, peu irritables, peuvent aussi prendre une série de dix, douze et treize bains et même un beaucoup plus grand nombre, sans en éprouver d'autre résultat qu'un sensible accroissement des forces générales et plus d'appétit. Il n'en est pas de même pour les individus excitables et nerveux : ceux-ci, après quelques bains, commencent à sentir un peu d'agitation la nuit, et leur sommeil est notablement troublé ; cependant, chez ces mêmes sujets, lorsque l'action excitante des bains n'est pas portée trop loin, les forces et l'appétit sont encore sensiblement augmentées.

L'abaissement de la température des bains au-dessous de 34° cent,, fait presque toujours tomber les effets d'excitation produits par un bain plus chaud. Il est peu de personnes qui ne soient aptes à le supporter, et même, dans quelques cas, j'ai vu des sujets nerveux s'y trouver moins agités que dans l'eau commune. Cette tolérance pour les bains d'eau minérale est propre à quelques individus très impressionnables qui s'accomodent mal des bains ordinaires. L'inaptitude à prendre les bains domestiques est un indice presque certain que les bains d'eau minérale seront bien supportés. Y aurait-il là une sorte d'atonie nerveuse qui réclame l'emploi des moyens fortifiants ?

Le bain chaud est celui dont la température est élevée au-dessous de 34° centigrades. A ce degré de chaleur, les bains de Saint-Nectaire sont franchement excitants. L'excitation qu'ils produisent doit

être attribuée aux sels qu'ils tiennent en dissolutiou
et à la chaleur. Le gaz acide carbonique, dont ils
sont saturés, a bien sa part d'influence dans ce résultat; mais l'excitation produite par ce gaz porte
exclusivement sur le système vasculaire de la peau.
Exerce-t-il le même effet sur son système nerveux?
Je ne le pense pas; son action, sur ce dernier système est tout à fait inverse. Le gaz acide carbonique
stupéfie la peau et diminue notablement sa sensibilité. ce fait avait déjà été constaté par Chaptal
(Ancien *Journal de médecine*, t. 63, p. 492).
J'ai voulu le vérifier de nouveau et à cette fin
j'ai tenté l'expérience suivante. Je frappai mes
deux mains avec une touffe d'orties, l'une à l'air
libre, l'autre depuis un moment plongée dans l'acide
carbonique. Toutes deux se couvrirent d'une irruption
également intense ; la main qui était à l'air atmos-
phérique me fit éprouver une cuisson très vive, celle
qui se trouvait dans le bain de gaz ne fut le siége
d'aucune douleur. Après une chute violente, qui
avait déterminé de fortes contusions, je crus utile
de m'administrer des bains d'eau minérale, dont je
prolongeai la durée au-delà de plusieurs heures ; à
la fin du bain, j'ai toujours positivement constaté
une diminution considérable de la sensibilité de la
peau. Ce resultat peut-il être attribué à une autre
cause que l'action stupéfiante du gaz acide carbonique? Quelle autre substance contenue dans l'eau
minérale serait capable de le produire ? Aux effets
connus de l'eau chaude, s'ajoute l'action des sels

qu'elle contient, plus celle de l'acide carbonique ; mais l'action anesthésique de ce dernier sur les papilles nerveuses qui s'épanouissent à la surface de la peau, doit la rendre moins sensible à l'action irritante des substances salines, et leur servir jusqu'à un certain point de correctif. Elle explique pourquoi des bains frais, qui montrent plus de capacité pour dissoudre l'acide carbonique, présentent dans quelques cas, malgré les sels irritants qu'ils contiennent, des propriétés incontestablement sédatives.

Quoque très riches en principes excitants, les bains de Saint-Nectaire, sont facilement supportés lorsqu'on n'en élève pas trop la température

Si l'on surexcite les malades, ce n'est pas à la périphérie que l'action des eaux vient retentir principalement : les eaux de Saint-Nectaire n'ont pas d'effet expansif. Les symptômes maladifs qui se présentent les premiers sont ordinairement une agitation générale qu'accompagne la fièvre ; le plus souvent c'est l'estomac qui commence à se plaindre, et plus rarement les intestins. Alors se produisent tous les symptômes de l'embarras gastrique : perte d'appétit, pesanteur épigastrique, enduit blanc ou jaunâtre de la langue, mouvement fébrile plus ou moins prononcé. A ces symptômes vient se joindre une diarrhée composée de selles abondantes et très liquides. Ces accidents durent peu, mais ils rendent, lorsqu'ils sont portés à un certain degré, nécessaire d'interrompre le traitement, et il n'est permis de le reprendre que lorsqu'ils ont entièrement cessé.

Tels sont les effets qu'on remarque à la suite des bains de Saint-Nectaire, c'est là leur action physiologique. Il y aurait peu à en conclure, si leur manière d'agir était uniquement étudiée sur l'homme sain ; mais l'état pathologique fait voir des propriétés nouvelles, et ce sont elles que nous avons surtout intérêt à connaître, parce que c'est de là qu'elles tirent leur principale utilité. Du reste, c'est un point que les eaux minérales ont de commun avec les remèdes les plus héroïques de la matière médicale. Aucun d'eux ne montre sur l'homme en bonne santé, les propriétés qu'il révèle dans l'état maladif. Quel moyen de déduire de son action sur l'homme bien portant, les merveilleuses propriétés que possède le quinquina dans les affections périodiques ?

Un des effets les plus remarquables et les plus constants des eaux minérales, c'est d'aller raviver dans les profondeurs de l'organisme les souffrances actuellement existantes, et de reveiller celles qui étaient anciennement endormies et quelquefois oubliées. Elles le font changer de siége et leur impriment une mobilité qui souvent sert à les caractériser. Ce résultat se manifeste surtout dans les névralgies et dans les rhumatismes. Par ce dernier mode d'action, il est possible, dans des cas restés obscurs jusque-là, d'asseoir un diagnostic certain.

Ces deux propriétés des eaux minérales, l'une de faire sentir leur action sur les parties souffrantes, en y ravivant la douleur, l'autre d'y produire une certaine mobilité et même de complets déplacements, doivent attirer toute l'attention du médecin.

La première lui apprend que l'influence médicatrice a porté sur les parties malades et y provoque le travail de réparation. Cette action doit être surveillée pour être activée si elle languit, pour être contenue si elle dépasse certaines limites au-delà desquelles la maladie serait aggravée. Cependant, si, malgré l'accroissement de la douleur, les fonctions de la partie malade ne sont pas troublées ou empêchées, si même elles semblent se rétablir pendant la souflrance augmentée, il n'y a pas à s'inquiéter : le travail de la guérison s'accomplit. La mobilisation de la douleur ainsi que son changement de nature sont généralement de favorable augure dans les affections rhumatismales et névralgiques. Mais cette dernière propriété qu'offrent les eaux minérales de déplacer les douleurs, elles l'opèrent quelquefois d'une manière très brusque. Lorsque cette disposition se rencontre, le médecin doit exercer la plus active surveillance, de peur d'être surpris, et de voir se jeter sur les organes dont les fonctions sont nécessaires à la vie, un mal qui, placé à l'extérieur, ne donne lieu le plus souvent qu'à une souffrance très supportable. Dans ce cas, on doit prévenir le malade des dangers auxquels il s'expose et le détourner du traitement de toutes ses forces.

Dans le cas contraire, si ces mêmes maladies occupent les organes intérieurs, et que l'administration des eaux minérales soit possible, il est permis d'espérer qu'un déplacement salutaire portera le mal au dehors. Mais ce résultat une fois obtenu, là doit s'arrêter le traitement.

2

Telles sont les actions dynamiques ou vitales que produisent les eaux minérales. Je n'ai pas en ce moment à m'occuper de leur action résolutive ; j'y reviendrai plus tard.

Les eaux de Saint-Nectaire peuvent être comptées parmi celles qu'on applique avec le plus de succès au traitement des affections rhumatismales. Toutes les formes du rhumatisme cèdent à leur action, toutes les fois qu'une trop grande irritabilité nerveuse n'en contre-indique pas l'emploi ; le rhumathisme nerveux est donc celui pour lequel elles conviennent le moins. Le moyen de traitement principalement mis en usage, c'est le bain, administré à une température qui ne dépasse jamais 38° cent., encore n'arrive-t-on à cette température que par une gradation successive et soigneusement ménagée. Les premiers bains sont ordinairement donnés à 35° cent. J'ai souvent recours à la douche pour les rhumatismes peu sujets à se déplacer, et je la fais porter sur les points où la maladie se montre plus réfractaire. Son action favorise la résolution et ramène la souplesse. Je ne m'étendrai pas plus longtemps sur ce sujet. Le traitement du rhumatisme se fait à Saint-Nectaire d'une manière qui diffère peu de celle qui est mise en pratique dans la plupart des établissements thermaux. Seulement les eaux sont employées avec cette modération qui est toujours commandée pour l'administration de toute médication énergique.

Je réserve l'espace et le temps qui me restent à

l'exposition de faits peu connus et non moins im-
portants, et qui ont plus particulièrement trait aux
eaux minérales de Saint-Nectaire.

Personne n'ignore aujourd'hui que l'affection rhumatismale, dans un grand nombre de circonstances, sévit en même temps sur les tissus fibreux et
séreux du cœur, et sur les articulations. Cette com-
plication si commune chez l'adulte, est d'autant
plus fréquente que les sujets sont moins avancés en
âge. Son absence est une rare exemption dans l'en-
fance. Chez les enfants, il n'est pas nécessaire que
l'affection rhumatismale articulaire soit bien intense
pour qu'on la rencontre. Elle complique les rhumatismes, même légers, et c'est d'elle que datent la
plupart des affections du cœur qu'on observe chez
les enfants. J'ai eu bien souvent occasion de vérifier
ce fait dans mes consultations. Dans les premiers
temps de ma pratique à Saint-Nectaire, ce n'était
pas sans inquiétude que je voyais des rhumatisants
atteints de désordres graves de la circulation, s'administrer des bains qui ne passent pas sans raison
pour excitants; je voyais ces mêmes malades, ou-
bliant les conseil de ma prudence, les prendre à
une température qui me paraissait incompatible
avec leur état. Plus tard, ce n'était pas sans surprise
que je les trouvais moins oppressés et offrant des
battements de cœur diminués et plus réguliers. Mon
attention fut vivement excitée par ce fait inattendu.
J'observai ces faits avec un soin tout particulier,
dans l'intention de savoir si ce résultat était cons-

tant. Mon espérance ne fut pas trompée : tous les malades dont l'affection de cœur avait une origine rhumatismale éprouvèrent de l'amendement.

J'ai vu chez la plupart l'oppression s'attacher ou disparaître, les battements de cœur tumultueux et confus se régulariser et bientôt laisser distinguer les deux bruits du cœur avec la plus grande netteté. J'ai vu le bruit du souffle les plus rudes s'adoucir insensiblement et quelquefois disparaître, le volume du cœur lui-même, constaté avec le plus grand soin par la percussion, diminuer considérablement et le champ de la matité se rétrécir. Ce dernier fait n'est plus un doute pour moi, je l'ai positivement constaté. Est-il le résultat d'un amoindrissement réel du volume du cœur? Je ne le pense pas : un changement si considérable dans les dimensions de cet organe ne pourrait pas s'être accompli dans l'espace de vingt jours.

Si le cœur paraît moins gros, c'est parce que sur ses valvules, siége essentiel de l'affection, s'est opéré un travail de résolution qui a diminué leur épaisseur et par suite agrandi l'ouverture des passages qu'elles circonscrivent. Le cœur, par l'effet de l'élargissement de toutes les ouvertures qui livrent passage au sang, a pu se débarrasser en grande partie du liquide qui distendait ses parois et revenir sur lui-même. Bien que l'altération des valvules soit le plus ordinairement la dernière à disparaître et qu'elle survive le plus souvent à toutes les traces de maladie dans les articulations, je l'ai vu dans quelques cas, chez les jeunes sujets, lorsque la maladie n'était pas ancienne, se résoudre la première : les pulsations exagérées avaient disparu, les bruits anormaux avaient cessé, lorsque les articulations étaient encore le siége d'un peu de gonflement et gardaient de la raideur et de la douleur.

Les effets du traitement des affections rhumatismales du cœur, dans les conditions dont je viens de parler, sont d'autant plus favorables, que la maladie est plus récente et le sujet moins avancé en âge. J'ai pu néanmoins constater de très bons effets dans des vieux rhumatismes, chez des malades qui avaient déjà dépassé leur cinquantième année. Il est rare que chaque nouveau traitement n'amène pas un peu d'amendement ; mais si cet amendement ne suffit pas toujours pour compenser complétement la tendance naturelle de la maladie vers une terminaison fatale, il réussit du moins à atténuer les souffrances et à les éloigner.

Lorsqu'une affection rhumismale grave a profondément modifié la texture des tissus fibreux du cœur, au point de créer des dispositions peu en harmonie avec celles qui sont indispensables au jeu régulier de ses fonctions ; on comprend aisément que l'action résolutive des eaux soit sans efficacité pour rétablir l'intégrité première de l'organe, faire disparaître, par exemple, une ossification étendue ou régénérer une valvule détruite ; néanmoins, en rendant au sang un cours plus facile, elle peut diminuer ou faire cesser certaines dilatations ou certaines hypertrophies qui tiennent à l'insuffisance des orifices du cœur.

Les névralgies sont traitées d'après les principes que le rhumatisme ; elles demandent cependant un traitement moins actif. Les recrudescences de douleurs étant beaucoup plus vives, il est souvent nécessaire de l'interrompre. L'action propre des eaux suffit pour les guérir dans beaucoup de cas et ramener les douleurs, sans qu'il soit nécessaire pour cela d'agir au moyen de la douche. L'application de l'eau minérale sur la partie souffrante n'est pas indispensable. J'ai vu céder nn grand nombre de névralgies faciales par la seule action de bains à 35, sans que la face eût été mise en contact avec l'eau minérale. Les gastralgies, les entéralgies vraiment névalgiques cèdent également bien, sans qu'on ait besoin toujours de faire usage des eaux en boisson.

Les eaux minérales de Saint-Nectaire, quelle que soit la température à laquelle on les administre, favorisent les fonctions de nutrition et provoquent la résorption des substances déposées hors des voies de la circulation et des liquides épanchés dans des cavités naturelles ou accidentelles. Cette propriété se manifeste principalement dans les épanchements qui accompagnent les contusions, les fractures : l'intervention de la douche, qui pétrit, ramollit les tissus, active en même temps la circulation capillaire, est très utile, et par cette double action favorise le travail de la résorption.

La propriété qu'ont les eaux, pour produire la résorption des liquides épanchés dans les cavités vicérales, est quelquefois surprenante. Je ne citerai qu'un seul exemple, que je choisis entre beaucoup d'autres. M^{lle} B. de Pouzet vint à Saint-Nectaire pour y être traitée d'une tumeur qui occupait toute la région de l'abdomen ; son volume était tel qu'il distendait les parois abdominales, relevait les côtes et refoulait le diaphragme, au point d'apporter une gêne notable dans la respiration. Du reste, cette jeune fille ( 25 ans ) offrait, à part un peu d'amaigrissement, toutes les apparences de la santé ; la tumeur était très étendue, élastique, et donnait à la palpation et à la percussion la sensation d'un liquide contenu dans une poche fortement distendue. Le kiste avait pris naissance dans la région ovarique gauche, et par l'effet de son déveldppement progressif, avait envahi toute la capacité abdominale. La malade fut mise à l'usage de bains tempérés ( 35 ), qu'elle supporta sans la moindre incommodité. Après quatre ou cinq bains pris de la sorte, elle sentit à n'en pouvoir douter son ventre sensiblement diminué de volume ; les bains suivants aménèrent par degré une diminution telle, qu'à son départ, qui eut lieu vingt-cinq jours après son arrivée, la ceinture avec laquelle je la mesurais tous les jours, marquait vingt centimètres de diminution ; il n'y avait eu ni diarrhée ni sueurs, les urines seules avaient un peu augmentées. Aucun trouble notable n'avait accompagné ce grand travail de résorption ; le l'abdomen pourtant restait encore fort volumineux. Je comptais sur la saison de l'année suivante pour faire un nouveau pas à la guérison ; mon espérance fut déçue : le médecin ordinaire de la malade l'envoya à Vichy, dans l'espérance sans doute que les eaux plus célèbres produiraient encore un résultat en proportion avec leur célébrité. Il n'en fut rien pourtant : les eaux de Vichy la laissèrent dans le même état.

La propriété qu'offrent les eaux de Saint-Nectaire de provoquer si activement la résorption dans les conditions les moins faxorables, associée à celle de résoudre les inflammations chroniques.exemptes de fièvre chez les sujets doués de peu d'irritabilité, étant bien établi, il est facile de se rendre raison des effets qu'elles produisent chez les apoplectiques. Les eaux s'appliquent d'autant mieux à ce genre de malades, qu'elles ont en outre pour effet immédiat de décongestionner la tête. Il n'est pas rare, après quelques bains, de voir, chez les personnes qui se plaignent de vertiges, de lourdeurs de tête, le cerveau libre et bien débarrassé ; cet effet se produit souvent dans le bain même, mais pour cela il faut que les bains soient administrés à des températures très modérées, autrement il serait à craindre que la chaleur ne détruisît l'effet décongestionnant de l'eau minérale, ou ne produisît un résultat diamétralement opposé.

Nos apoplectiques sont donc sans distinction mis à l'usage des bains tempérés, ou très modérément chauds ( 35 ). Ils restent tous plongés dans l'eau

minérale au moins pendant une heure. Ils n'y éprouvent jamais de douleur de tête, et si celle-ci existait déjà, elle n'y est point aggravée ; au contraire,
la céphalalgie diminue souvent dans le bain. Sous
l'influence des eaux, les forces augmentent bientôt,
et les premiers signes de résorption de l'épanchement intra-cranien ne tardent pas à se manifester
par un peu plus d'étendue dans les mouvements qui
existaient déjà et par l'apparition de mouvements
nouveaux. Cette amélioration augmente tous les
jours avec une rapidité qui varie suivant les sujets ;
et soit pendant le traitement, soit après, elle devient complète ou elle s'arrête à des limites qu'elle
ne doit pas dépasser. La douche, à Saint-Nectaire,
est souvent employée chez les apoplectiques ; mais
on en réserve plus particulièrement l'usage pour
ceux qui ne semblent pas très excitables, et qui se
montrent peu disposés à de nouvelles hémorragies
cérébrales. La douche est d'un secours très utile :
elle assoupit les tendons, les ligaments et provoque
la sécrétion de la synovie dans les articulations et
dans les coulisses tendineuses ; elle va dans les
muscles, après avoir rendu sa souplesse au tissu
cellulaire qui enveloppe les faisceaux de leurs fibres
propres, réveiller l'aptitude motrice, engourdie
par une longue inaction. Pendant ce temps, la
résorption des substances épanchées dans le crâne,
en faisant cesser la compression, rend la liberté aux
parties du cerveau dont elles paralysaient les fonctions. L'action résolutive des eaux n'est pas non plus

sans effet sur les parties voisines de l'épanchement qui sont encore engorgées par un reste d'inflammation ou de congestion : en les rameuant à l'état normal, elles leur restituent la partie d'action qu'elles avaient perdue et agrandissent encore les conquêtes du traitement.

Certes, la guérison, le plus souvent, est loin d'être complète ; les parties du cerveau qui sont trop profondément altérées ou détruites ne sauraient revenir à l'intégrité de leurs fonctions : la substance cérébrale, on le sait, ne peut être remplacée par le tissu cicatriciel, et celui-ci n'est apte ni à produire ni même à transmettre les actions qui se passent dans le cerveau.

Les formes du traitement sont à peu près les mêmes dans les affections de la moelle épinière ; on applique à cette maladie les principes qui servent de guide dans les affections cérébrales. Cependant le traitement donne généralement, dans les maladies de la moelle épinière, des résultats plus avantageux et plus complets.

Les eaux de Saint-Nectaire sont souvent employées avec de grands avantages dans les affections de l'utérus et de ses annexes. Elles favorisent singulièrement la menstruation, la rendent plus active quand elle languit, et la rétablissent quand elle est supprimée. Elles font cesser les coliques plus ou moins violentes qui accompagnent l'évacuation mensuelle. C'est sans doute à la propriété qu'elles offrent de régulariser les fonctions utérines, qu'est due la

confiance que leur accordeut beaucoup de femmes
qui viennent leur demander la fécondité. L'espérance
qu'elles fondent sur leur vertu n'est réellement pas
chimérique ; bon nombre de femmes restées longtemps stériles sont devenues mère après une saison
passée à Saint-Nectaire, ce résultat n'a rien qui soit
fait pour surprendre. Si ces eaux possèdent en effet la
puissance de guérir certains états morbides de
l'utérus, qui, pour être compatibles avec les apparences les plus complètes de la santé, n'en sont pas
moins capables de faire obstacle à la fécondation, ne
sufflt-il pas pour cela d'un simple engorgement des
trompes, ou d'une modification des sécrétions des
cavités utérines et des conduits qui les font commu-
niquer avec les ovaires. (Voyez DONNÈ, *Cours de
microscopie*.)

Très actives pour produire l'écoulement mensuel,
les eaux de Saint-Nectaire ne sont pas moins efficaces
pour le modérer, lorsque sa surabondance est due à
la débilité du tissus de l'utérus tuméfié, ramolli.
L'action tonique des eaux le raffermit, le resserre et
met un terme à la maladie; peut-être aussi l'action
reconstituvive des eaux sur le sang appauvri par de
longues hémorragies ou par une mauvaise nutrition
n'est-elle pas sans quelque influence sur le résultat
favorable.

De toutes les affections du système utérin, c'est la
leucorrhée qui conduit le plus de malades à Saint-
Nectaire; peu de femmes affectées de flueurs blan-
ches viennent subir un traitement à nos eaux sans

en rapporter, les unes la guérison, un plus grand nombre une notable amélioration dans leur état. Celles qui n'ont qu'une leucorrhée peu ancienne, qui du reste ne sont pas très prédisposées par leur constitution, guérissent ordinairement par l'effet d'une seule saison; celles même qui ne doivent pas guérir éprouvent souvent une très sensible diminution dans la quantité de leurs pertes, un accroissement des forces générales, une meilleure coloration du teint, le retour de l'appétit et la cessation souvent absolue des souffrances gastriques qui les tourmentent si communément. Le plus grand nombre de nos malades, parmi celles qui sont plus irritables ou plus gravement atteintes, ne guérissent que par l'effet consécutif. Ce résultat tarde quelquefois des mois entiers pour être complet.

Nos malades sont ordinairement traitées par des bains à 33, 34, 35° centigrades. Lorsque la maladie est plus chronique, le sujet moins nerveux, on peut élever la température du bain d'un ou de deux degrés, et même y associer la douche et l'application immédiate de l'eau minérale en injections vaginales. Les eaux sont aussi employées en boisson à la dose de trois ou quatre verres dans le cours de la journée. Les malades qui les digèrent bien en éprouvent de très bons effets ; elles voient plus rapidement renaître les forces digestives et dissiper les langueurs, les tiraillements d'estomac. De tous les moyens de traitement employés contre la leucorrhée, celui qui m'a donné constamment les meilleurs résultats, c'est

l'injection de l'eau minérale dans le vagin, adminis-
trée par un procédé qui, je crois, est employé aux
oaux de Saint-Nectaire seulement. Jusqu'à ces der-
niers.temps, les injections étaient pratiquées à l'aide
d'un clyso-pompe, avec l'eau du bain, pendant que
la malade s'y trouvait plongée, ou avec l'eau de la
source apportée dans les chambres et injectée au
moyen du même appareil. Cependant l'eau, soit
pendant son séjour dans la baignoire, soit pendant
son transport dans les chambres, avait perdu une
partie des prlaincipes qui minéralisent à sa sortie
de la source; le fer et la chaux étaient amoindris
de quantité; le gaz acide carbonique ne se montrait
plus qu'en faible proportion, et.cependant, s'il faut
en croire Mojon, ce gaz possède d'éminentes propriétés pour la curation de certaines affections de
l'utérus. Je pensai donc à en tirer partie en utilisant
l'eau minérale au moment où elle s'échappe de la
source avec toute sa richesse, dans toute sa puissance, avant qu'elle ait rien perdu des principes, soit
liquides, soit solides, soit gazeux, qui entrent dans
sa composition. Dans ce but, je fis placer dans l'œil
d'une source dont la température s'élevait à 32,
un tube de plomb du diamètre de trois centimètres;
ce tube, de là, s'élevait verticalement à trois mètres
de hauteur, et donnait issue librement à l'eau et au
gaz par son ouverture la plus élevée. Sur le même
tuyau, à une hauteur convenable pour administrer
les injections, s'ajuste transversalement un second
tube muni d'un tobinet, son extrémité libre porte

une vis conique à laquelle s'adapte une canule de caoutchouc recourbée et terminée par une olive percée de trous dans tous les sens. Un second robinet, placé sur le tuyau d'ascension, permet, suivant son degré d'ouverture, de faire monter l'eau à la hauteur qu'on veut lui donner. Cette dernière disposition est très utile en ce qu'elle permet, en faisant varier la hauteur de la colonne, de modifier à volonté la force d'impulsion communiquée au liquide injecté. Aussitôt qu'on ouvre le robinet du tube à injection, on voit l'eau, vivement projetée dans tous les sens, s'échapper par les trous de l'olive sous forme de mousse blanche et pétillante.

De cette disposition résultent plusieurs avantages incontestables :

1° L'eau, en sortant immédiatement de l'œil de la source, avant aucun contact avec l'air, avant d'avoir perdu aucun de ses principes, arrive avec la plénitude de ses propriétés.

2° Projetée sous forme de mousse, elle ne frappe plus les tissus malades avec la même rudesse, chaque goutte de liquide étant un vésicule qui emprunte son élasticité au gaz auquel elle sert d'enveloppe.

3° Les gaz, en se dégageant en grande quantité, par l'effet de leur force d'expansion, ouvrent, dilatent, déplissent tous les replis membraneux du vagin, pénètrent dans la cavité de l'utérus, se mettent en contact avec toutes les surfaces ; aucune d'elles n'échappent à l'action de l'agent médicamenteux. L'application de l'acide carbonique n'est pas nouvelle : Mojon, que j'ai déjà cité, a été, je crois, le premier à l'employer dans l'aménorrhée et dans les douleurs utérines qui précèdent et accompagnent la menstruation. « Je pourrais, dit Mojon, citer nombre de cas dans lesquels j'ai eu à me louer des fumigations de gaz dans la matrice, soit pour calmer les douleurs utérines, soit pour obtenir un flux mensuel normal, notamment dans les cas d'une menstruation difficile, douloureuse, et d'une phlegmasie de l'utérus. »

En général, nos malades, même les plus irritables, supportent très bien nos injections d'eau minérale à l'état de mousse pendant un quart d'heure, et même pendant une demi-heure. On pourrait dans beaucoup de cas, les prolonger plus longtemps ; elles ne sont jamais douloureuses ; immédiatement après l'administration, quelques malades accusent pourtant un sentiment de chaleur locale qui ne tarde pas à se dissiper. Cette tolérance de l'utérus pour les injections est sans doute favorisée par l'action anesthésique de l'acide carbonique.

Les effets de ce nouveau mode d'employer les eaux minérales de Saint-Nectaire ont bien répondu à l'espérance que j'avais fondée sur un moyen qui, théoriquement, présentait tant de conditions de succès. Sous son influence, le traitement de la leucorrhée a marché avec plus de rapidité, et généralement a donné des résultats plus complets. Une malade m'a assuré (je n'ai pu vérifier le fait par mes propres

yeux) avoir été guérie d'ulcérations au col de l'utérus qui avaient résisté à plusieurs cautérisations (1).

Toutes les affections catarrhales, quel que soit leur
siège, sont du ressort des eaux minérales de Saint-
Nectaire ; toutes sont amoindries ou guéries, si ces
eaux leur sont applicables, c'est-à-dire lorsque les sujets sont peu irritables, exempts de fièvre. Elles réussissent d'autant mieux, qu'on observe chez le sujet
des caractèrss d'atonie générale ou locale plus pro-
noncés, et si surtout ces maladies procèdent du principe rhumatismal, scrofuleux ou des gourmes. Ainsi
s'améliorent rapidement ou guérissent le catarrhe de
la pituitaire, ou coryza chronique, l'hotorrhée, la
diarrhée chronique, le catarrhe chronique de la
vessie, les écoulements chroniques de l'urètre. J'ai
vu des fistules lacrymales, véritables catarrhes du
conduit des larmes, tarir et se cicatriser dans un
temps très court.

Les affections de la peau, quelle que soit leur
forme, celles surtout qui reconnaissent pour cause
le scrophule, sont très promptement amendées et
souvent guéries. Les maladies cutanées sont traitées
à Saint-Nectaire par des bains prolongés; dans quelques cas, on a recours à la douche. J'ai vu ce dernier
moyen produire la guérison de deux teignes fa-

(1) « M. le docteur Vernière, qui a appliqué les injections des eaux de
Saint-Nectaire dans un très grand nombre de cas de maladies de l'utérus et
du vagin, longtemps auparavant que ce traitement ne fut à l'ordre du jour,
a parfaitement reconnu et annoncé les propriétés anastésiques de l'acide car-
bonnique dans les affections douloureuses du vagin et de l'utérus. »
Rotureau, *Principales Eaux minérales de France*, p. 522.

veuses très étendues et très anciennes, et cela en fort peu de temps.

L'affection scrofuleuse est une des maladies dans lesquelles les eaux de Saint-Nectaire manifestent le plus rapidement leurs effets salutaires ; quelques bains suffisent pour que l'action du traitement soit sensibles; dans les cas peu graves, la guérison est très prompte. Pour les malades plus grièvement atteints, pour ceux même qui ne doivent jamais guérir, l'action bienfaisante des eaux se révèle encore par une amélioration notable de tous les symptômes, amélioration éphémère sans doute, mais qui suffit néanmoins pour manifester la remarquable appropriation des eaux à l'affection scrofuleuse.

S'il fallait parcourir ici toutes les affections auxquelles peuvent utilement s'appliquer les eaux de Saint-Nectaire, cette énumération comprendrait une grande partie des maladies chroniques. Il en est peu, en effet, qui ne puissent être avantageusement modifiées par une médication qui possède la double propriété de résoudre les phlegmasies chroniques et de remonter si puissamment les forces et de reconstituer l'organisme. Il va sans dire qu'il ne peut être question ici des maladies qu'accompagnent un certain degré d'irritabilité et des conditions de tempérament qui les rendent inapplicables.

Il est plus facile de constater les effets des eaux minérales que de les expliquer : leur action physiologique rend un compte peu satisfaisant de leur effet curatif. Les anciens, se plaçant à un point de vue semi-humoral et semi-naturiste, pensaient que les eaux minérales étaient de tous les auxiliaires le plus propre à aider, dans sa lutte avec la maladie, la nature médicatrice à pousser au dehors la matière morbifique, au moyen d'abondantes évacuations critiques. Sous ce dernier rapport, les eaux de Saint-Nectaire lui seraient d'un faible secours, car elles se montrent bien plus aptes à arrêter toutes les sécrétions qu'à les activer, composées comme elles le sont de principes toniques, resserrants ou diurétiques. Nul doute cependant que si la température du bain est portée à un dégré très élevé, l'action diaphorétique de la chaleur devenant prédominante sur l'action astringente des sels, on ne parvienne enfin à amener des sueurs abondantes; mais celles-ci ne sont obtenues qu'après une lutte entre deux actions contraires, et en faisant en quelque sorte violence aux propriétés naturelles des eaux. Ce n'est plus cette sueur facile qui arrive sans efforts par le concours de tous les éléments d'une eau minérale bien constituée pour la produire. Aussi voyons-nous nos malades, les rhumatisants surtout, qui nous viennent avec l'idée bien arrêtée qu'il faut beaucoup suer pour guérir d'un rhumatisme, réussir enfin, à grands renforts de température, à travers beaucoup d'agitation, et après avoir subi des troubles considérables vers les voies gastro-intestinales, à obtenir cette diaphorose désirée. Malgré tous ces désordres, ils guérissent pourtant, car l'action spécifique des eaux minérales ne saurait se perdre, quelque peu méthodiquement qu'elles aient été administrées. Mais la cure a été pénible, laborieuse, exposée à une multitude d'accidents, dont le moindre est d'être souvent forcé d'interrompre le traitement, et quelquefois de l'abandonner tout à fait. Les diarrhées qui surviennent aussi assez souvent pendant ce traitement fatiguent beaucoup les malades et ne sont suivies d'aucun résultat salutaire; non plus que les sueurs elles n'ont rien de critique.

Les eaux de Saint-Nectaire se prêtent donc fort mal à toute action élimatrice qu'on voudrait leur faire produire; il ne faut point avec elles chercher à amener des *crises* : ce serait un jeu périlleux. Elles ne portent pas au dehors, elles opèrent au dedans. Le travail réparateur qu'elles suscitent se passe dans l'intimidité des organes. Pour qu'il s'accomplisse, il n'est pas nécessaire de porter le trouble dans toutes les fonctions : plus il est paisible, plus il est sûr. Il suffit que les organes malades sentent doucement l'influence du traitement, encore cette impression n'est-elle ressentie que dans les premiers temps; plus tard elle s'émousse, disparaît même, et l'amendement successif de tous les symptômes, le rétablissement de toutes les fonctions, sont les seuls signes par lesquels se manifestent ses effets. Aussi depuis bien longtemps me suis-je attaché à modérer l'action excitante que produisent les eaux, l'expérience m'ayant appris que les succès n'étaient pas moins nombreux; les accidents avaient seuls disparu.

Les eaux de Saint-Nectaire sont donc, pour moi, un remède altérant, agissant par une vertu propre, intime, secrète, sur un certain nombre d'états morbides que l'observation apprend à reconnaître.

Lorsque les maladies qu'on traite par cette méthode sont à ce moment qui rend l'administration des eaux opportune, si l'action qu'on produit par elles est mise dans un rapport exact avec l'impressionnabilité du sujet et avec le degré de chronicité de la maladie, les chances de succès sont très considérables.

Ce point convenu, si la vertu médicatrice des eaux minérales résulte de leur composition même, il faut que le malade en soit imprégné dans une certaine mesure, sans cela leur action intime, profonde, ne saurait se produire complètement. C'est dans ce but que j'ordonne généralement des bains à une température modérée à presque tous mes malades. Dans un bain chaud, l'action spéciale de l'eau minérale se trouve réduite de beaucoup, le sujet n'y pouvant séjourner assez pour qu'une large absorption d'eau minérale ait le temps de se faire, les bains chauds possédant de plus une action expansive qui tend bien plus à pousser les liquides au dehors qu'à les faire pénétrer dans l'économie. Ne sait-on pas, en effet, que le corps qui augmente de poids dans un bain tiède, perd sa pesanteur dans un bain chaud ?

Rien ne prouve mieux l'action spéciale des eaux, indépendamment de toute modification de température, sur les maladies qu'on traite à Saint-Nectaire,

que ce qui se passait à une époque où on ne possé-
dait pas des eaux aussi chaudes. Avant la découverte
des belles sources de Boëtte et du mont Cornador ,
il n'y avait à Saint-Nectaire, pour tout moyen de traitement, que la piscine ¡Mandon, et j'ajouterai en
passant que c'est elle qui a fait la réputation des
eaux. Le liquide qu'elle contenait ne s'élevait pas
au-dessus de 36° [centigrades; tous les malades y
étaient plongés indistinctement. Ce moyen de traitement unique s'appliquait à presque tous les cas
que nous traitons aujourd'hui avec les nombreuses
ressources des nouveaux établissements. Eh bien !
il n'est pas démontré pour moi que le chiffre des
succès qu'on obtenait alors fut de beaucoup inférieur
à celui que nous observons en ce moment. Bien
d'autres établissements thermaux ne sont pas mieux
organisés que ne l'était autrefois Saint-Nectaire, et
présentent pourtant une proportion de guérisons
qu'on ne rencontre pas toujours dans des thermes à
température élevée, où s'exécutent des traitements
compliqués à l'aide d'appareils très variés, si du
reste l'eau minérale est dotée de principes médica-
teurs moins puissants.

Je pense donc qu'on doit tenir le plus grand
compte de l'action spéciale des eaux minérales; que
c'est à elle surtout qu'il faut rapporter l'honneur de
la guérison dans une multitude de traitements , les
uns sans direction, les autres, ce qui est bien pis ,
conduits à contre sens par l'ignorance ou l'esprit de
système.

La propriété curative des eaux minérales consti-
tuées comme les nôtres ne saurait être attribuée à
autre chose qu'à leur composition même, toutes les
fois qu'on ne fait pas intervenir un grand changement dans la température mutuelle du corps. Si
celle-ci est considérablement élevée ou abaissée par
le bain en mettant fortement en jeu une multitude
de mouvements vitaux, ainsi que cela se pratique
dans la médecine hydrothérapique et dans les établissements où l'on administre des bains de vapeur,
on peut arriver à d'heureux résultats, mais dans l'un
et dans l'autre cas, la composition de l'eau n'est pour
rien : la réaction vitale a tout fait. Pour les eaux minérales appliquées à des températures modérées, les
choses ne se passent pas ainsi : leurs propriétés dé-
pendent de leur composition. Elles varient comme
les substances qu'elles tiennent en dissolution; leurs
effets sont d'autant plus marqués qu'elles renferment des éléments plus propres, en se mêlant à la
masse de nos humeurs, à y exercer des modifications
salutaires, soit qu'elles agissent en restituant à l'é-
conomie certains principes qui font défaut, soit en
neutralisant quelques autres, ci ces derniers, par leur
surabondance, portent du trouble dans les fonctions.
Il est donc nécessaire que leur constitution minérale soit, jusqu'à un certain point, en rapport avec
celle du sang. A ce dernier point de vue, les eaux
minérales de Saint-Nectaire sont des plus heureusement dotées, presque tous les éléments incombus-

tibles du sang, ses acides et ses bases, s'y trouvent représentés (1).

Maintenant, si nous voulons apprécier le rôle important que jouent ces sels dans la nutrition, laissons parler M. Liébig (*Nouvelles lettres sur la chimie*, p. 171) : « Ni le caséum, ni la fibre musculaire, ni l'abumine des œufs et du sang. ni les matières végétales correspondantes, ni aucune autre substance prise isolément, n'entretiennent les fonctions plastiques ; l'amidon, le sucre, la graisse, ingérés seuls, n'entretiennent pas non plus la respiration ; ces substances, chose même plus extrordinaire, peuvent être mélangées dans n'importe qu'elle proportion, sans qu'elles se digèrent, si certains autres corps ne sont pas en même temps offerts à l'économie ; elles sont même, sans le secours de ces derniers, entièrement impropres à la nutrition.

« Dans les nombreuses expériences qui ont été faites par les chimistes et les physiologistes, tous les animaux qui avaient été nourris avec ces substances, seules ou mélangées, moururent après un temps plus ou moins long, avec tous les caratères de l'inanition. A peine soumis à ce régime pendant quelques jours, les animaux refusèrent de manger et résis-

(1) M. le professeur Gubler, dans son enseignement officiel, a appelé l'attention sur les sels de fer. de chaux, de potasse, de soude et de magnésie que contiennent nos eaux. Ces sels s'y trouvent à peu près comme ils sont dans le liquide sanguin. Je suis heureux que l'éminent professeur ait reproduit cette observation que j'avais faite et publiée depuis bien longtemps et contribué ainsi à l'accréditer et à la répandre, en lui prêtant l'autorité de sa position et de son talent.

tèrent à la faim plus pressante, sentant d'instinct
que les aliments ne produisaient pas plus d'effet que
s'ils mangeaient des cailloux.

« Les médiateurs des fonctions organiques, par
lesquels les aliments plastiques, comme les aliments
de respiration, sont rendus aptes à entretenir la vie,
ce sont les parties incombustible ou les sels du sang.

« Les parties incombustibles du sang de tous les
animaux sont de nature et de caractère identiques.
A part les substances accidentelles et variables, le
sang contient toujours certaines quantités d'acide
phosphorique, d'alcali (potasse et soude), de terres
alcalines (chaux, magnésie), d'oxyde de fer et de sel
marin (chlorure de sodium).

« Le sang de tous les animaux présente invaria-
blement une réaction alcaline due à la présence d'un
alcali libre, incombustible. Un examen attentif dé-
montre qu'une réaction acide est entièrement incompatible avec les fonctions que le sang remplit
dans la nutrition et dans la respiration. L'alcali libre
communique au sang une foule de propriétés remarquables. C'est l'alcali libre qui maintient à l'état
liquide les parties essentielles du sang ; l'extrême
facilité avec laquelle le sang se meut dans les vaisseaux les plus tenus, il la doit à ce que les parois de
ces vaisseaux sont peu perméables au liquide alcalin.

« L'alcali libre du sang oppose une résistance à une
infinité de causes qui détermineraient la coagulation
de l'albumine, en l'absence de l'alcali ; plus le sang
renferme d'alcali, plus s'élève aussi le point auquel

l'albumine se coagule, et même à une certaine proportion d'alcali, elle ne se coagule plus par la chaleur. Enfin, c'est encore à l'alcali que le sang doit la propriété de dissoudre les oxydes de fer qui font partie de sa matière colorante, ainsi que d'autres oxydes métalliques, de manière à donner avec eux des liqueurs entièrement limpides. L'alcali libre joue surtout un rôle important dans les fonctions de respiration et de sécrétion.

« Dans la composition du sang des différentes classes animales, on remarque des variations sur deux principes : sur l'acide phosphorique et sur l'acide carbonique ; mais ces différences sont sans influence sur les propriétés du sang, qui conserve ses caractères alcalins. Dans le sang des herbivores, l'alcali est en partie combiné avec l'acide carbonique ; dans le sang des carnivores, cet acide est remplacé par l'acide phosphorique, sans qu'il en résule un changement dans les caractères ni dans les fonctions du sang.

« S'il est vrai que les fonctions du sang soient basées sur les propriétés chimiques, notamment sur l'alcalinité de cette humeur, le remplacement du carbonate par le phosphate alcalin, et *vice-versâ*, doit être sans aucune influence, parce que les variations de l'acide combiné avec l'alcali ne portent aucun préjudice aux propriétés chimiques du sang.

« Le sang est le sol où tous les organes se développent de la même manière et avec la même constance de composition ; mais il est aussi la source de

la chaleur animale, et les vaisseaux où il circule sont
les voies par lesquelles les produits de la transfor-
mation des tissus, c'est-à-dire les corps impropres
aux fonctions vitales, sont versés dans les appareils
de sécrétion, et finalement évacués du corps. Pour
cela, le corps a besoin de réunir toutes les conditions
nécessaires : il lui faut des parties combustibles qui
soient les agents de transport des activités vitales et
produisent de la chaleur, et des parties incombustibles qui soient les médiateurs de ces fonctions.
Parmi les parties incombustibles, l'acide phosphorique, seul entre les acides minéraux, joue un rôle
déterminé dans les fonctions plastiques, tandis que
la formation du sang, la production de la chaleur et
les sécrétions sont soumises à l'influence chimique
d'un excès d'alcali.

« L'acide phosphorique et l'acide carbonique pouvant réciproquement se substituer dans le sang sans
en modifier les propriétés, on s'explique aussi pourquoi chez l'homme les alternatives de régime végé-
tal et de régime animal n'altèrent pas sensiblement
les fonctions normales de l'économie, bien qu'elles
aient pour effet de changer la composition du sang,
quant aux principes incombustibles.

« Les sels contenus dans l'urine sont sécrétés du
sang par les reins, ils font d'abord partie de la composition du sang. En effet, si l'on compare les substances minérales de l'urine avec celles du sang, on
trouve à peine une différence entre les deux liquides.
Quant à la quantité des bases alcalines solubles dans

l'eau, il est probable que cette identité s'étend aux proportions relatives de ces sels.

« Outre les substances minérales que nous avons nommées, le sang de l'homme et des animaux contient une certaine quantité de sel marin et de fer. La proportion du sel marin dépasse ordinairement la moitié du poids des autres principes minéraux réunis. Cette forte proportion de sel marin dans le sang est assez remarquable pour qu'on cherche à en préciser le rôle. Il est inutile de rappeler qu'elle vient tout entière des aliments ; mais si l'on compare les cendres des végétaux dont se nourrissent le cheval et la vache, avec les cendres de ces animaux, on constate une différence très frappante : la proportion du sel contenu dans le sang est bien plus forte que la proportion qu'en renferme le fourrage. De même, en comparant les cendres de l'urine, on remarque qu'elles renferment beaucoup moins de sel marin que les cendres du sang ; ces faits semblent indiquer dans les vaisseaux sanguins une action particulière qui s'oppose à la fois à la diminution et à l'augmentation du sel marin ; puisque la proportion ne s'en élève pas au-delà de certaines limites ; le sel marin ne serait donc pas pour le sang un principe accidentel, mais un principe constant, et il s'y trouverait en quelque sorte dans des proportions invariables.

« Il n'est pas aisé de définir le rôle du sel marin dans l'économie ; il est très probablement le médiateur et même le mobile de certaines actions organiques : ses propriétés le rendent particulièrement apte à un semblable rôle. »

Il est plus que probable que les principes minéraux existent dans le sang, dans des proportions qui ne peuvent varier considérablement, et qu'ils s'y trouvent, relativement les uns aux autres, dans une sorte d'équilibre qui ne saurait être rompu sans dommage pour la santé. Ce fait semble aujourd'hui démontré par ce qui se passe dans la chlorose. Dans quels troubles considérables ne jette pas l'économie, la diminution de la quantité de fer qui doit exister normalement dans le sang ? Lorsque, par suite de de son ingestion dans les voies digestives, l'économie se prêtant à son assimilation, le fer est restitué au sang, le trouble cesse, les fonctions se régularisent, les forces renaissent, et souvent, dans l'espace de quelques jours, on voit refleurir tous les attributs de la santé : on dirait d'une prairie artificielle sur laquelle on a semé du plâtre.

L'appétit instinctif qui porte certaines espèces animales à se jeter avec avidité sur le chlorure de sodium, ne serait-il pas l'indice d'un besoin réel de l'économie ? Ce fait me paraît mis hors de doute par les expériences que M. Boussingault a entreprises dans un but agronomique. « L'addition du sel au fourrage des animaux mis en expérience, n'eut pas d'effet sur la production de la chair, de la graisse et du lait ; mais, selon M. Boussingault, elle parut exercer une action favorable sur l'aspect et sur la qualité des animaux. Après les quinze premiers jours, les deux lots n'e présentaient pas encore de différence bien marquée dans leur aspect: mais, dans le mois suivant, cette différence commença à devenir manifeste, même pour un œil peu exercé; chez les animaux des deux lots, le maniement indiquait bien une peau fine et moelleuse, mais le poil des taureaux qui avaient reçu du sel était luisant et lisse, tandis que le poil des autres était terne et rebroussé. A mesure que l'expérience se prolongeait, les caractères devenaient plus tranchés, ainsi, les taureaux du deuxième lot, après avoir été privés de sel pendant une année, avaient un poil ébouriffé, laissaient apercevoir, çà et là, des places où la peau se trouvait entièrement mise à nu; ceux du premier lot conservaient, au contraire, l'aspect des animaux de l'étable; leur vivacité et les fréquents besoins de saillir contrastaient avec l'allure lente et la froideur de tempérament qu'on remarquait chez le deuxième lot. Nul doute, continue M. Boussingault, que sur le marché on eût obtenu un prix plus avantageux pour les taureaux élevés sous l'influence du sel. »

Une sorte d'instinct analogue entraîne les populations rurales vers des sources minérales situées dans leur voisinage. Ces sources, ordinairement salines ou ferrugineuses, sont fréquentées par des malades plus ou moins languissants, sur lesquels la médecine a épuisé ses ressources ordinaires. Une tradition aveugle leur sert de guide, les traitements sont faits sans direction et sans mesure; cependant les accidents sont rares, et bon nombre de malades en éprouvent le plus heureux effet. Le spectacle de ces guérisons assure la réputation de ces sources et maintient leur vogue depuis un temps immémorial.

Les malades qui fréquentent les eaux de Saint-Nectaire appartiennent presque tous au département du Puy-de-Dôme ou aux départements voisins ; les uns habitent les montagnes, les autres la plaine : on appelle plaine ou limagne en Auvergne, tous les pays où la vigne est cultivée, quelle que soit la configuration du sol. La manière de vivre des deux contrées ne diffère pas moins que leur climat. Les montagnards sont nomades ou sédentaires. Les premiers se répandent dans toute la France pour y exercer les professions les plus communes et les plus pénibles, ou se livrer à un petit commerce de colportage de village en village, dans une localité qu'ils ont choisie ; les montagnards sédentaires s'occupent du soin du bétail pendant l'hiver, pendant l'été, de la récolte des foins. Leur vie est assez oisive durant la morte saison, elle est fort active pendant le temps des fenaisons ; alors le travail auquel ils se livrent est très rude, très continu, très hâté. La vie des femmes de la montagne ressemble beaucoup à celle des hommes : elles partagent leurs travaux pendant l'été, en hiver elles vaquent aux soins du ménage et de la famille et quittent peu les étables. Le lait, le fromage, quelques légumes, la viande salée, font la nourriture presque exclusive des deux sexes.

Les habitants de la plaine ont une vie plus active,

et se livrent d'une manière incessante à des travaux très rude ; l'hiver ne les trouve pas moins occupés que l'été. A l'exception des habitants des villes, ils sont presque tous cultivateurs et vignerons ; les femmes se mêlent aux occupations des hommes, et vivent beaucoup dans les champs.

Les habitudes des classes aisées de la société diffèrent peu, en Auvergne, de celles des autres pays de la France.

Le rhumatisme, sous toutes ses formes, est la maladie chronique dont les montagnards sont plus particulièrement atteints : les névralgies sont plus rares dans la montagne que dans la plaine, on y observe peu la goutte ; les affections scrofuleuses se montrent très communément chez les femmes et chez les enfants, les hommes en sont bien plus rarement affectés.

Les rhumatismes, quoique moins communs dans la plaine que dans la montagne, n'y sont pourtant pas rares ; les localités plus particulièrement exposées aux variations de température en fournissent un plus grand nombre que celles qui sont à l'abri du froid et plus éloignées des montagnes.

Les maladies qu'on observe sur les habitants des villes n'offrent rien de particulier à noter.

On voit par ce qui précède, que la clientèle des eaux de Saint-Nectaire se partage en deux parties très distinctes, et se recrute dans les contrées qui, bien que voisines, diffèrent considérablement par les habitudes, le climat et le régime. En arrivant à

Saint-Nectaire, qui est une localité absolument intermédiaire à la plaine et à la montagne, une partie de
nos malades quittent un climat beaucoup plus froid
pour se rendre dans une localité plus tempérée; l'autre partie, au contraire, d'un climat plus doux; se
dirige vers des lieux qui participent, jusqu'à un certain point, de la température variable des pays de
montagnes. Il **y** a donc migration dans un sens opposé.

Quel effet produit le traitement sur des malades
qui, relativement aux conditions de climat dans lesquelles ils avaient vécu jusqu'alors, se trouvent dans
une position si différente ? Jusqu'ici les effets du traitement m'ont semblé être exactement les mêmes,
lorsque celui-ci était administré dans des circonstances également favorables. Il est juste de reconnaître pourtant que les récidives de l'affection rhumatismale sont plus fréquentes dans la montagne
que dans la plaine, et l'effet consécutif moins assuré;
les causes atmosphériques qui avaient engendré la
maladie première contrarient les effets des eaux et
peuvent la reproduire.

Parmi les causes qui opposent un obstacle aux
bons effets des traitements, il faut tenir grand compte
de la constitution médicale régnante. J'ai été souvent frappé de la différence du nombre des guérisons qu'on obtient sur un certain ordre de maladies
et de leur résistance au traitement pendant le cours
d'une saison d'eau minérale, si on la compare aux
saisons qui l'ont précédée. Pourquoi telle saison est-

elle plus féconde en guérisons dans l'affection rhumatismale, et pourquoi telle autre produit-elle des
effets plus favorables dans les maladies du ventre,
et *vice-versâ*? La constitution médicale régnante
m'a semblé rendre souvent raison de cette différence, qui du reste peut être observée dans le cours
d'une même saison, lorsque, pendant ce temps,
la constitution médicale vient à changer.

Les personnes qui se rendent aux eaux minérales
sont, comme toutes les autres, sous l'influence des
causes cachées ou apparentes qui, dans certains
temps, font dominer certaines maladies. L'excitabi-
lité des organes sur lesquels cette influence se fait
plus particulièrement sentir, est nécessairement
augmentée, et par suite ceux-ci se trouvent plus
disposés à la maladie; de là nécessité de rendre le
traitement moins excitant, sous peine de voir sur-
venir des accidents de la part des organes, plus pré-
disposés à l'irritation. Cette même prédisposition, on
le conçoit, oppose une certaine résistance à l'action
médicatrice des eaux, active ou paralyse les effets
salutaires du traitement.

Les saisons qui nous donnent généralement les résultats les plus satisfaisants, sont celles qui se font
remarquer par une grande égalité dans une température tempérée. Les grandes chaleurs, qu'accompagnent de fréquents orages, sont contraires à tous nos
malades; les temps frais sont loin d'exercer une influence aussi défavorable. Nos baigneurs, n'étant pas
disposés à transpirer, sont peu exposés à contracter

les maladies qui naissent d'un refroidissement subit :
les bronchites, les angines, les courbatures sont fort
rares à Saint-Nectaire, bien plus rare que dans la vie
habituelle ; il semble que l'action tonique des eaux
leur donne une sorte d'immunité.

Le commencement et la fin de nos saisons ne sont
pas moins féconds en bons résulats que le milieu,
qui répond au moment des plus fortes chaleurs de
l'été. Quelques malades ont essayé de se traiter en
automne et même en hiver. Ces malades, pour lesquels, il est vrai, l'usage des eaux étaient bien indi-
qué, en ont retiré des avantages qui ne le cèdent
en rien à ceux qu'on obtient aux époques de l'année
réputées les plus favorables.

Un scepticisme railleur a longtemps taxé de chimérique la relation des succès remarquables qu'on
obtient aux eaux minérales, peut-être même à raison
de ce que ces faits offrent de surprenant, et parce
qu'on en obtient rarement de pareils par les moyens
que met en œuvre la thérapeutique ordinaire. Ces
faits ont acquis aujourd'hui une notoriété générale ;
le ridicule, désormais, serait de les nier ; on consent
à les admettre, avec peine pourtant, en faisant la
part de l'action propre des eaux minérales aussi petite
que possible. L'honneur des guérisons est plus vo-
lontiers attribué au climat, aux distractions, au
charme du paysage, à tout efin, excepté à la véritable cause qui les produit.

Ces circonstances ont peut-être quelque influence
sur les guérisons ; je ne veux pas absolument le

nier, bien que vingt ans de pratique m'aient dès longtemps convaincu qu'elles exercent, sur les bons résultats qu'on obtient aux eaux, une influence très-secondaire. Quelle peut être l'action du climat sur les malades qui appartiennent à la localité même ? Le climat aurait-il une efficacité également salutaire pour ceux qui du midi sont venus au nord et pour ceux qui du nord se sont transportés vers le midi, pour les montagnards qui ont marché vers la plaine, et pour les habitants de la plaine qui se sont avancés vers la montagne ? Peut-on supposer qu'un changement qui s'est opéré dans un sens absolument inverse pour tant de malades, ait pour tous un effet identique, celui de les ramener à la santé ?

Quant au charme du paysage, je dois avouer qu'il n'est pas sans influence sur le moral des malades, au moment de leur arrivée, mais cette impression se dissipe bientôt, et après quelques jours ils ne s'en préoccupent plus; et certes il est fort heureux qu'il en soit ainsi, car la plupart des eaux minérales sont complètement dépourvues de cet avantage : elles naissent le plus souvent dans des ravins profonds, dans des sites tristes et sauvages, que l'art a rendus accessibles à grand'peine. Les distractions auxquelles on se livre aux eaux minérales, sont moins un délassement qu'une fatigue. Les gens bien portants y suffisent à peine. Pour les véritables malades, le calme et le repos sont toujours plus profitables que l'agitation; ceux qui s'abandonnent trop facilement aux plaisirs fatiguants, ne tardent pas à déplorer leur funeste entraînement. Le défaut de régime, la dissipation, la fatigue sont les grands écueils de nos traitements. Les malades qui guérissent le mieux aux eaux minérales, sont ceux qui s'y rendent avec le parti bien pris d'exécuter ponctuellement leur traitement et de négliger en rien aucune des précautions hygiéniques qui peuvent en assurer le succès.

L'état moral des malades, quand celui-ci n'est pas trop profondément troublé, n'est pas non plus, pour le succès de nos traitements, d'une aussi grande importance qu'on le suppose généralement. J'en prends à témoin ces pauvres paysans, qui se rendent aux eaux tant à contre cœur, et y portent le regret de leurs familles et de leurs travaux abandonnés. Ils passent la plus grande partie de leurs journées étendus sur des lits, dans un ennui continuel et n'aspirant qu'à abréger la durée d'un séjour que leurs faibles ressources rendent souvent très onéreux. Eh bien, malgré tant de circonstances réputées si défavorables, ces derniers guérissent aussi bien, mieux peut-être que les malades des classes qui se procurent les distractions les plus variées.

Les véritables hypocondriaques retirent généralement peu d'avantage de leur séjour aux eaux minérales, en dépit de tant de causes de distraction accumulées pour faire diversion à leurs préoccupations maladives ; mais lorsque l'hypocondrie est sous la dépendance d'une lésion matérielle ou d'un principe morbide sur lequel les eaux minérales ont de l'efficacité, qu'ils s'ennuient ou qu'ils s'amusent, on voit, par la seule action des eaux, céder l'hypocondrie avec la maladie primitive dont elle n'était que l'effet. C'est un résultat qu'il n'est pas rare de constater, lorsque le mal prend sa source dans une névrose rhumatismale.

Trois établissements de bains sont affectés à Saint-Nectaire au service des malades :

1° Les bains du mont Cornador, qui se composent d'une salle voûtée, fermée par une grille de fer. Sur trois de ces côtés, viennent s'ouvrir onze cabinets, munis chacun d'une baignoire en pierre de lave ; un douzième contient quatre baignoires séparées, consacrées au service des indigents. Les cinq cabinets qui font face à l'entrée sont pourvus de douches descendantes.

2° A quinze cents mètres au-dessous, en suivant le cours de la rivière, sur la rive gauche, on rencontre l'établissement Boëtte, dont les douze cabinets de bains sont disposés sur trois côtés d'une salle commune, éclairée au midi par une large porte et deux fenêtres. Tous les cabinets sont pourvus de douches descendantes, à l'exception d'un seul, qui est muni d'une douche ascendante. L'eau arrive de deux sources différentes, l'une pour le bain, l'autre pour la douche (voyez les tableaux). Un petit établissement, placé tout à côté et s'appuyant sur le premier, renferme trois baignoires et leurs douches. Une source particulière lui fournit l'eau minérale.

3° Les bains de Mandon offrent une disposition

analogne à celle du grand établissement de Boëtte.
Ils sont placés à cent cinquante mètres au-dessous,
sur la rive droite de la même rivière. Ces bains ont
été édifiés sur l'emplacement d'une vielle piscine. A
l'époque de leur reconstruction, les fouilles ont mis
à découvert les débris d'un hypocauste romain et
quelques médailles de la même époque.

Vis-à-vis, sur la rive opposée, on remarque la
source Pauline; c'est elle qui sert à administrer les
injections utérines et quelques bains frais.

Les trois principaux établissements de Saint-Nectaire ont une importance égale, quant au volume de
leurs sources. Ils diffèrent de température et de composition. La proportion des principes minéralisateurs,
que signale l'analyse chimique, est à peu près la
même pour les sources Boëtte et Mandon; l'observation médicale est d'accord avec elle : employées à
la même température, ces deux sources produisent
absolument les mêmes eflets thérapeutiques. La
source Boëtte, à raison de son plus haut degré de
chaleur, est conseillée aux malades pour lesquels
une température plus élevée est jugée nécessaire.

La différence de composition est plus marquée
entre les sources de Saint-Nectaire-le-Bas, et celle
du mont Cornador. Les principes minéraux ne s'y
montrent pas en si grande quantité, elle est moins
active et convient mieux aux malades pour lesquels
les sources du bas sont regardées comme trop excitantes. Son eau est généralement mieux supportée
en boisson, et peut être bue à plus haute dose.

Dans la notice qu'on vient de lire, il n'est nullement question des douches et des bains d'acide carbonique, qui, cependant, avaient été établis depuis assez longtemps, soit au mont Cornador, soit à Saint-Nectaire-le-Bas. Une cloche en plomb coiffait l'une et l'autre source, recevant les gaz qui en sortaient en bouillons énormes. Un tube en caoutchouc, long d'un mètre et demi et de trois centimètres de diamètre, se terminait par un ajustage en bois percé d'un trou assez ouvert pour admettre le petit doigt, servait à diriger le gaz sur l'endroit où il devait être administré. Les gaz, animés d'un souffle vigoureux, se faisaient encore assez vivement sentir à plus de 50 centimètres de distance : on éloignait ou on rapprochait le point d'émission, suivant l'effet qu'on voulait obtenir. Après un temps assez court et qui variait peu, la sédation était produite et la douleur calmée. M. le docteur Thibaud a publié, sur l'emploi du gaz acide carbonique à Saint-Nectaire, un travail plein d'intérêt. Je n'ai rien de mieux à faire que d'y renvoyer.

L'acide carbonique n'est pas seulement un analgésique de premier ordre, il possède encore une puissance résolutive des plus considérables : qu'il me soit permis d'en citer un exemple depuis longtemps consigné dans le rapport annuel, que j'étais tenu d'adresser comme médecin-inspecteur à l'Académie de médecine.

Mˡˡᵉ de P..., âgée de 22 ans, d'une constitution délicate et d'une stature grêle, fut envoyée a

Saint-Nectaire, pour y être traitée d'une chlorose rebelle. Cette jeune personne était atteinte, en même temps, d'une affection très grave à l'œil droit, plus tard reconnue pour être un cancer de la rétine. Cet œil fut extirpé l'année suivante par M. Desmarres, avec un succès complet. Je rappelle toutes ces circonstances, pour mieux faire comprendre sur quel terrain nous nous trouvions placé. Après sept ou huit jours passés à Saint-Nectaire, M<sup>lle</sup> de P... avait repris du teint et des forces. Lorsque tout à coup, sans cause appréciable, elle fut atteinte de douleurs violentes et profondes à l'œil malade. Je dois avertir que de semblables douleurs se faisaient éprouver de temps en temps à des périodes plus ou moins éloignées. Cette jeune personne, d'une raison parfaite et d'un courage au-dessus de ses forces, ne pouvait s'empêcher de pousser des cris douloureux. Bientôt la conjonctive fut violemment tuméfiée : il se forma sous les paupières un bourrelet rouge qui les repoussait fortement. Je pensai aux insufflations d'acide carbonique que je mis aussitôt en pratique. Une minute n'était pas expirée, que j'avais la satisfaction d'obtenir un notable apaisement de la douleur ; bientôt, elle cessa entièrement, et, dans moins d'un quart d'heure, le chémosis s'affaissant graduellement et à vue d'œil avait tout à fait disparu. La malade rentra dans sa chambre complètement soulagée. Le lendemain, elle put reprendre son traitement et quitter Saint-Nectaire, après trois semaines de séjour, sans que la douleur oculaire eût menacé

de se reproduire. J'ai cité ce fait très intéressant,
non pas pour servir d'exemple, il est peu probable
qu'il se reproduise, mais parce qu'il nous donne,
dans un temps très court, le spectacle complet de
la manière d'opérer de l'acide carbonique, soit
comme sédatif, soit comme résolutif.

Il m'est quelquefois arrivé de calmer presque
instantanément les plus violentes douleurs dentaires,
qui avaient résisté aux moyens ordinaires de traitement : la fille d'un savant professeur de Clermont
en est un exemple.

La présence de l'acide carbonique dans les bains
sert à les fortifier, c'est là un des principaux mérites
des eaux de Royat. Je crois, en outre, qu'il doit être
compté pour beaucoup dans les bains du Mont-
Dore. Je ne doute pas qu'il n'ajoute singulièrement
l'efficacité des bains du Pavillon, auxquels mon
illustre prédécesseur accordait une si grande préfé-
rence. Ces bains, en effet, situés immédiatement
sur la source même qui les alimente, sont saturés
d'acide carbonique. Le malade qui s'y trouve plongé,
voit autour de lui une multitude de bulles de ce gaz
crever à la surface de l'eau. Leur température élevée
n'est un avantage que pour quelques rhumatisans.
Elle devient un inconvénient pour les autres malades, qui ne pourraient pas la supporter longtemps,
leur séjour s'y trouvant trop abrégé (10 ou 13
mimutes), un temps si court ne permet pas à
l'eau minérale de pénétrer les profondeurs de l'organisme et d'y produire l'action médicatrice qui lui

appartient. Un séjour prolongé dans ces bains serait d'autant plus salutaire, que c'est là seulement que les eaux du Mont-Dore sont au grand complet et possèdent toutes leurs vertus (1). Pour l'eau des bains ordinaires, la stagnation dans les réservoirs, la circulation dans les tuyaux, l'agitation produite par les pompes, n'ont pu manquer de lui faire perdre une sensible partie de son acide carbonique, avec le fer et la chaux qu'il tient en dissolution. Mais l'acide carbonique, le fer et la chaux ne sont pas des principes indifférents ; leur séparation est regrettable pour les eaux du Mont-Dore qui déjà n'offrent pas une bien riche minéralisation.

Aujourd'hui, les injections vaginales sont pratiquées dans le bain. Le gaz acide carbonique et l'eau minérale séparés ou confondus sont conduits par des tuyaux en caoutchouc dans le fond des baignoires. L'eau du bain, par son poids, tient le liquide injecté et le gaz, renfermés dans les organes où ils sont reçus, et produit un contact plus intime et plus prolongé avec les surfaces qui doivent en recevoir l'impression.

Les établissements thermaux ne sont pas restés en l'état où je les avais laissés à mon départ pour le Mont-Dore : les sources en ont été considérablement augmentées de volume et leur température élevée ; des fouilles heureuses et intelligentes en

(1) Il en est de même pour les eaux prises en boisson. Au Mont-Dore, dans les maladies chroniques des poumons, le fond de la médication est dans les eaux minérales *bues à la source;* le reste est fort utile sans doute, mais secondaire.

ont fait découvrir de nouvelles qu'on a utilisées. Le nombre toujours croissant des malades qui affluent aujourd'hui des régions les plus éloignées a rendu nécessaire l'agrandissement des établissements de bains. Le nombre de ces baignoires a été triplé et elles ont été construites avec une commodité et un luxe qui n'est surpassé nulle part.

Les eaux sont prises en boisson à plusieurs sources différentes ; elles varient beaucoup en température, mais elles s'écartent bien moins l'une de l'autre par leur composition chimique, cependant elles sont loin d'être exactement les mêmes : leurs propriétés médicales se modifient comme leur composition.

Mais l'étude médicale n'en a pas encore été faite avec le soin minutieux que comporte un pareil sujet. On ne sait pas assez sûrement à quels états pathologiques conviennent plus spécialement telle ou telle source. C'est une regrettable lacune qu'il importe de combler. Les médecins de Vichy tirent un grand parti de la diversité de leurs sources et savent s'en servir fort habilement en faisant passer les malades de l'une à l'autre.

Orfila attachait une grande importance à la manière dont les eaux minérales devaient être bues : il voulait qu'on y mit quelque précaution. Quant à moi, disait-il, je voudrais boire mes eaux au tuyau de la buvette et, si cela se pouvait, aux griffons même de la source : tous les principes de l'eau minérale étaient précieux pour lui ; il ne voulait en laisser échapper aucun.

Rien ne serait plus facile, à Saint-Nectaire, que de réaliser le vœu d'Orfila ; une multitude de sources sourdent dans la vallée, à peu de distance des établissements. On pourrait aisément adapter un tube à chacune d'elles pour les rendre jaillissantes à une hauteur commode, dans ces petites buvettes, en appliquant la bouche au tube d'émission, on boirait ses eaux au biberon, je dirais presque à la mamelle : pourquoi non, la nature n'est-elle pas une bonne nourrice ? Orfila avait raison et en cela, le chimiste-médecin se montrait plus médecin que chimiste : il savait mieux qu'un autre que les eaux minérales commencent à s'altérer au moment même de leur naissance et cette perte plus ou moins rapide les énerve et avec le temps leur fait perdre leur vitalité ; il ne reste plus qu'une dissolution saline ordinaire : l'eau minérale a cessé de vivre.

Depuis quelques années, des hôtels spacieux et commodes ont été construits dans l'un et l'autre Saint-Nectaire ; ils se trouvent garnis de meubles élégants qui eussent été d'un grand luxe autrefois, mais qui ne sont que le nécessaire d'aujourd'hui. Un service de voitures très propres et bien attelées va prendre les malades aux gares d'Issoire et de Coudes et les conduit à leur destination dans moins de deux heures et demie, en remontant par une route très douce la rive gauche de la Couse, en leur faisant parcourir sur tout le trajet les paysages les plus séduisants et les plus variés.

La promenade d'Issoire au Mont-Dore, en passant

par Saint-Nectaire, est, sans aucun doute, le trajet le plus attrayant qu'on puisse faire dans toute l'Auvergne. Ces sites ravissants ont été peints par la plume magique de George Sand. Mais, si on veut des détails plus complets et plus précis, on les trouvera dans l'ouvrage attachant de M. Dumas. C'est avec lui qu'il faut se mettre en route ; il vous donne pour compagnon de voyage et pour *cicerone* le savant, l'aimable et regretté Henri Lecoq.

---

Au moment où nous terminons notre impression, nous recevons de l'Ecole des Mines, l'analyse des Eeaux de Saint-Nectaire et de ses dépôts ferrugineux. Nous nous empressons d'en doter cette notice. On verra, par le tableau qui est au verso, combien est riche et puissante la minéralisation des Eaux de Saint-Nectaire et combien les principes qui la composent s'y trouvent heureusement pondérés. Cette eau minérale doit, sans aucun doute, figurer au premier rang, dans la classe importante des eaux chlorurées et bicarbonatées sodiques.

---

ÉCOLE DES MINES.     Nº 6,949.     LABORATOIRE.

# Extrait des Registres du BUREAU D'ESSAI pour les substances minérales.

Paris, le 17 juillet 1877.

4 Eaux minérales et 4 Dépôts ferrugineux arsénicaux, adressés par M. Boëtte, avec un certificat de puisement du Maire de Saint-Nectaire.

| | Source Saint-Cézaire. | Source Mandon. — Gros-Bouillon. | Grande Source Boëtte. | Source de la Coquille. Bains Romains. |
|---|---|---|---|---|
| Résidu fixe par litre. . . . gr. | 6,0260 | 5,2800 | 5,9400 | 5,5300 |

*On a dosé par litre d'eau :*

| | Source Saint-Cézaire. | Source Mandon. — Gros-Bouillon. | Grande Source Boëtte. | Source de la Coquille. Bains Romains. |
|---|---|---|---|---|
| Acide ( libre. . . . . | 0,3280 | 0,5076 | 0,2061 | 0,5106 |
| carbonique ( des bicarbonates. | 2,5762 | 2,2404 | 2,4814 | 2,3256 |
| Acide chlorhydrique. . . . . | 1,7399 | 1,5240 | 1,7526 | 1,6012 |
| Acide sulfurique. . . . . . | 0,0892 | 0,0819 | 0,0858 | 0,0879 |
| Silice . . . . . . . . | 0,0235 | 0,0196 | 0,0215 | 0,0305 |
| Oxyde de fer. . . . . . . | 0,0058 | 0,0062 | 0 0074 | 0,0053 |
| Chaux. . . . . . . . . | 0,1230 | 0,1120 | 0,1288 | 0,1904 |
| Magnésie. . . . . . . . | 0,1318 | 0,1244 | 0,1391 | 0,1208 |
| Potasse. . . . , . . . . | 0,1673 | 0,1344 | 0,1461 | 0,1512 |
| Soude. . . . . . . . . | 2,8798 | 2,5324 | 2,8533 | 2,5787 |
| Matières organiques. . . . . | 0,0090 | 0,0095 | 0,0073 | 0,0086 |
| Acide phosphorique. . . . . | traces. | traces. | traces. | traces. |
| Acide arsénique, . . . . . | 0,0008 | 0,0012 | 0,0015 | 0,0004 |
| Lithine. . . . . . . . | traces. | traces. | traces. | traces. |
| Iode : traces très faibles dans les 4 échantillons. | | | | |
| gr. | 8,0743 | 7,2974 | 7,8309 | 7,6112 |

SUR 100 PARTIES : *Dépôts ferrugineux desséchés à 100°*

| | Source Saint-Cézaire. | Source Mandon. — Gros-Bouillon. | Grande Source Boëtte. | Source de la Coquille. Bains Romains. |
|---|---|---|---|---|
| Peroxyde de fer . . . . . . . | 32,00 | 53,00 | 39,00 | 44,00 |
| Acide phosphorique. . . . . | 0,45 | 0,38 | 0,70 | 0,54 |
| Acide arsénique . . . . . . | 4,07 | 4,10 | 4,02 | 4,15 |

Issoire. — Imprimerie de F. CAFFARD, libraire-éditeur, rue du Pont.

www.ingramcontent.com/pod-product-compliance
Ingram Content Group UK Ltd.
Pitfield, Milton Keynes, MK11 3LW, UK
UKHW021446090726
13657UKWH00003B/1245